RICETTARIO DIETETICO PER L'EPATITE AUTOIMMUNE

Una guida completa per nutrire il tuo corpo e sostenere la salute del tuo fegato attraverso il potere di ricette deliziose e nutrienti.

LAUREN WILLS

Ricettario dietetico per l'epatite autoimmune

INTRODUZIONE

Benvenuti nel libro di ricette sulla dieta per l'epatite autoimmune! Questo libro di cucina è stato attentamente curato per fornirti una raccolta di ricette deliziose e nutrienti su misura per le persone che soffrono di epatite autoimmune. Se ti è stata diagnosticata di recente o se convivi con questa condizione da un po', questo libro di cucina mira a supportarti nel mantenere una dieta sana ed equilibrata che può avere un impatto positivo sul tuo benessere generale.

Comprendere l'importanza della dieta nella gestione dell'epatite autoimmune è fondamentale. Le ricette incluse in questo libro di cucina sono state attentamente progettate per incorporare ingredienti noti per essere benefici per le persone con questa condizione. Le ricette si concentrano sull'incorporazione di alimenti ricchi di nutrienti, ingredienti antinfiammatori e nutrienti di supporto che possono aiutare a gestire i sintomi e promuovere la salute del fegato.

In questo libro di cucina troverai un'ampia varietà di ricette che abbracciano diverse categorie di pasti, tra cui colazioni, insalate, portate principali, zuppe e dessert. Ogni ricetta è accompagnata da istruzioni dettagliate, inclusi tempi di preparazione, ingredienti, indicazioni dettagliate e valori nutrizionali, che ti consentono di fare scelte informate sugli alimenti che consumi.

Sebbene questo libro di cucina serva da guida, è essenziale consultare il proprio medico o un dietista registrato per garantire che le ricette siano in linea con le proprie esigenze e restrizioni dietetiche specifiche. Possono fornire una guida personalizzata in base al tuo profilo sanitario e ai tuoi obiettivi specifici.

Ricorda, la gestione dell'epatite autoimmune implica un approccio olistico e la dieta gioca un ruolo significativo nel sostenere la tua salute. Adottare una dieta ben bilanciata può aiutare a ridurre al minimo l'infiammazione, supportare la funzionalità epatica e contribuire al benessere generale.

Ci auguriamo che il libro di ricette per la dieta contro l'epatite autoimmune diventi una risorsa preziosa nel tuo viaggio verso uno stile di vita più sano. Possano queste ricette ispirarti a gustare pasti deliziosi e nutrienti che supportano il tuo benessere e portano gioia sulla tua tavola da pranzo. Saluti alla buona salute!

CAPITOLO 1

Epatite autoimmune e dieta

A. Comprendere l'epatite autoimmune

L'epatite autoimmune (AIH) è una malattia epatica cronica caratterizzata da infiammazione e danno al fegato causati da una risposta autoimmune. Nell'AIH, il sistema immunitario del corpo attacca erroneamente le cellule del fegato, provocando infiammazione e danni al fegato se non trattati. La causa esatta dell'AIH è ancora sconosciuta, ma si ritiene che derivi da una combinazione di fattori genetici e ambientali.

L'epatite autoimmune può colpire individui di qualsiasi età, sebbene sia più comunemente diagnosticata nelle donne giovani e di mezza età. È essenziale diagnosticare e gestire tempestivamente l'AIH per prevenire ulteriori danni e complicazioni al fegato.

B. Importanza della dieta nella gestione dell'epatite autoimmune

Sebbene non esista una dieta specifica in grado di curare l'epatite autoimmune, una dieta sana ed equilibrata svolge un ruolo cruciale nella gestione della condizione e nel sostegno della salute del fegato. Una dieta nutriente può aiutare a ridurre l'infiammazione, mantenere un peso sano e migliorare il benessere generale delle persone affette da AIH.

Una corretta alimentazione è importante per supportare la funzionalità epatica, poiché il fegato svolge un ruolo vitale nell'elaborazione dei nutrienti, nella disintossicazione del corpo e nella regolazione del metabolismo. Seguire una dieta sana può anche aiutare a gestire altre condizioni che spesso coesistono con l'AIH, come l'obesità, il diabete e il colesterolo alto.

C. Linee guida dietetiche generali per i pazienti con epatite autoimmune

1. Limitare il consumo di alcol: l'alcol può peggiorare l'infiammazione e il danno epatico nei soggetti affetti da epatite autoimmune. È essenziale evitare o limitare l'assunzione di alcol per proteggere il fegato e favorirne il processo di guarigione.

2. Ridurre l'assunzione di sodio: un'assunzione eccessiva di sodio può portare a ritenzione di liquidi

e aumento della pressione sanguigna. I pazienti con AIH dovrebbero mirare a ridurre l'assunzione di sodio evitando cibi trasformati, zuppe in scatola e snack salati.

3. Mantenere un peso sano: l'obesità può contribuire all'infiammazione del fegato e peggiorare la progressione dell'AIH. È importante che le persone affette da AIH raggiungano e mantengano un peso sano attraverso una dieta equilibrata e un'attività fisica regolare.

4. Consumare una dieta equilibrata: una dieta equilibrata per l'epatite autoimmune dovrebbe includere una varietà di alimenti ricchi di sostanze nutritive come frutta, verdura, cereali integrali, proteine magre e grassi sani. Questi alimenti forniscono vitamine, minerali, antiossidanti e fibre essenziali per supportare la salute generale e la funzionalità epatica.

5. Scegli grassi sani: incorpora grassi sani nella dieta, come quelli presenti negli avocado, nelle noci, nei semi e nei pesci grassi come il salmone. Questi grassi

forniscono acidi grassi omega-3, che hanno proprietà antinfiammatorie e promuovono la salute del cuore.

6. Limitare gli alimenti trasformati: gli alimenti trasformati spesso contengono alti livelli di sodio, grassi malsani e additivi che possono contribuire all'infiammazione e al danno al fegato. È meglio ridurre al minimo il consumo di alimenti trasformati e concentrarsi invece su cibi integrali e naturali.

7. Resta idratato: bere una quantità adeguata di acqua è importante per la salute del fegato e il benessere generale. L'acqua aiuta a eliminare le tossine e supporta la corretta digestione e il metabolismo.

8. Cercare una guida personalizzata: sebbene queste linee guida generali possano essere utili, è fondamentale per le persone con epatite autoimmune collaborare con un operatore sanitario o un dietista registrato specializzato nella salute del fegato. Possono fornire raccomandazioni dietetiche personalizzate in base alle esigenze individuali, all'anamnesi medica e agli obiettivi specifici.

Seguendo queste linee guida dietetiche generali e lavorando a stretto contatto con gli operatori sanitari, le persone affette da epatite autoimmune possono fare scelte informate per sostenere la salute del fegato e il benessere generale. Sebbene la dieta da sola non possa curare l'AIH, può contribuire in modo significativo alla gestione e al mantenimento di uno stile di vita più sano.

CAPITOLO 2

Ricette dietetiche per l'epatite autoimmune

Ricette per la colazione

Ricetta 1: ciotola per frullato ricca di sostanze nutritive

Tempo di preparazione: 5 minuti

Serve: 1

Ingredienti:

- 1 banana congelata

- 1 tazza di frutti di bosco misti congelati

- 1 tazza di foglie di spinaci

- 1/2 tazza di latte di mandorle (o qualsiasi latte vegetale)

- Condimenti: frutta fresca a fette, semi di chia, cocco grattugiato, muesli

Indicazioni:

1. In un frullatore, unisci la banana congelata, i frutti di bosco congelati, le foglie di spinaci e il latte di mandorle.
2. Frullare fino ad ottenere un composto liscio e cremoso, aggiungendo eventualmente altro latte di mandorle per raggiungere la consistenza desiderata.
3. Versare il frullato in una ciotola.
4. Completare con frutta fresca a fette, semi di chia, cocco grattugiato e muesli.
5. Servire subito e buon appetito!

Valore nutrizionale per porzione:

Calorie: 320

Proteine: 6 g

Grassi: 8 g

Carboidrati: 60 g

Fibra: 10 g

Tempo di preparazione: 10 minuti

Serve: 1

Ingredienti:

- 1/2 tazza di avena senza glutine
- 1 tazza di latte di mandorle (o qualsiasi latte vegetale)
- 1/2 cucchiaino di cannella
- 1 cucchiaio di miele (o sciroppo d'acero per un'opzione vegana)
- Frutta fresca (ad esempio frutti di bosco, banana a fette)
- Noci tritate (ad es. Mandorle, noci)
- Opzionale: una spolverata di semi di chia

Indicazioni:

1. In una casseruola, unire l'avena senza glutine, il latte di mandorle e la cannella.

Ricettario dietetico per l'epatite autoimmune

2. Cuocere a fuoco medio, mescolando di tanto in tanto, finché l'avena sarà tenera e il composto si sarà addensato (circa 5 minuti).

3. Togliere dal fuoco e aggiungere il miele.

4. Trasferisci la farina d'avena in una ciotola.

5. Completare con frutta fresca, noci tritate e, se lo si desidera, una spolverata di semi di chia.

6. Servire caldo e buon appetito!

Valore nutrizionale per porzione:

Calorie: 380

Proteine: 9 g

Grassi: 12 g

Carboidrati: 61 g

Fibra: 9 g

Ricetta 3: frittata vegetariana con spinaci e peperoni

Tempo di preparazione: 10 minuti

Tempo di cottura: 10 minuti

Serve: 1

Ingredienti:

- 2 uova grandi

- 1/4 tazza di spinaci tritati

- 1/4 tazza di peperoni a dadini (di qualsiasi colore)

- 2 cucchiai di cipolle a dadini

- Sale e pepe a piacere

- 1 cucchiaino di olio d'oliva

Indicazioni:

1. In una ciotola, sbattere le uova finché non saranno ben sbattute.

2. Incorporare gli spinaci tritati, i peperoni a dadini, le cipolle a dadini, il sale e il pepe.

3. Scaldare l'olio d'oliva in una padella antiaderente a fuoco medio.

4. Versare il composto di uova nella padella e cuocere fino a quando i bordi iniziano a solidificarsi.

5. Sollevare delicatamente i bordi della frittata con una spatola e inclinare la padella per consentire alle uova crude di fluire verso i bordi.

6. Continuare la cottura fino a quando la frittata sarà compatta ma ancora leggermente liquida al centro.

7. Piegate la frittata a metà e fate cuocere per un altro minuto.

8. Far scivolare la frittata su un piatto e servire calda.

Valore nutrizionale per porzione:

Calorie: 180

Proteine: 12 g

Grassi: 12 g

Carboidrati: 7 g

Fibra: 2 g

Ricetta 4: Uova strapazzate alla curcuma antinfiammatorie

Tempo di preparazione: 5 minuti

Tempo di cottura: 5 minuti

Serve: 1

Ingredienti:

- 2 uova grandi

- 1/4 cucchiaino di curcuma macinata

- 1/4 cucchiaino di cumino macinato

- Sale e pepe a piacere

- 1 cucchiaino di olio d'oliva

- Coriandolo fresco per guarnire (facoltativo)

Indicazioni:

1. In una ciotola, sbattere le uova finché non saranno ben sbattute.

2. Mescolare la curcuma macinata, il cumino macinato, sale e pepe.

3. Scaldare l'olio d'oliva in una padella antiaderente a fuoco medio.

4. Versare il composto di uova nella padella e cuocere, mescolando spesso, fino a quando le uova saranno strapazzate e cotte fino alla consistenza desiderata (circa 3-4 minuti).

5. Trasferisci le uova strapazzate in un piatto.

Ricettario dietetico per l'epatite autoimmune

6. Guarnire con coriandolo fresco se lo si desidera.

7. Servire caldo.

Valore nutrizionale per porzione:

Calorie: 180

Proteine: 13 g

Grassi: 12 g

Carboidrati: 1g

Fibra: 0 g

Ricetta 5: Ciotola per la colazione con quinoa con frutti di bosco e mandorle

Tempo di preparazione: 10 minuti

Tempo di cottura: 15 minuti

Serve: 1

Ingredienti:

- 1/2 tazza di quinoa cotta

- 1/4 tazza di frutti di bosco freschi misti (ad es. fragole, mirtilli, lamponi)

- 1 cucchiaio di mandorle a fette

- 1 cucchiaio di miele (o sciroppo d'acero per un'opzione vegana)

- Facoltativo: una spolverata di cannella

Indicazioni:

1. In una ciotola, unisci la quinoa cotta, i frutti di bosco freschi misti, le mandorle affettate e il miele.
2. Mescolare bene per unire.
3. Se lo si desidera, spolverare con cannella.
4. Servire a temperatura ambiente o refrigerato.

Valore nutrizionale per porzione:

Calorie: 280

Proteine: 9 g

Grassi: 7 g

Carboidrati: 47 g

Fibra: 8 g

Ricettario dietetico per l'epatite autoimmune

Tempo di preparazione: 10 minuti

Tempo di cottura: 20 minuti

Serve: 4

Ingredienti:

- 6 uova grandi

- 1/4 tazza di latte di mandorle (o qualsiasi latte vegetale)

- 1 tazza di verdure miste tritate (ad es. peperoni, cipolle, funghi)

- 1 tazza di foglie di spinaci novelli

- Sale e pepe a piacere

- 1 cucchiaio di olio d'oliva

Indicazioni:

1. Preriscaldare il forno a 175°C (350°F).

2. In una ciotola, sbattere le uova finché non saranno ben sbattute.

3. Incorporate il latte di mandorle, le verdure miste tritate, le foglie di spinaci novelli, sale e pepe.

4. Scaldare l'olio d'oliva in una padella resistente al forno a fuoco medio.

5. Versare il composto di uova nella padella e cuocere per 3-4 minuti finché i bordi iniziano a solidificarsi.

6. Trasferisci la padella nel forno preriscaldato e cuoci per 15-20 minuti o fino a quando la frittata sarà pronta e leggermente dorata in superficie.

7. Togliere dal forno e lasciarlo raffreddare leggermente.

8. Tagliate la frittata a spicchi e servitela.

Valore nutrizionale per porzione:

Calorie: 140

Proteine: 10 g

Grassi: 9 g

Carboidrati: 5 g

Fibra: 1 g

Ricettario dietetico per l'epatite autoimmune

Ricetta 1: insalata di pollo alla griglia e avocado

Tempo di preparazione: 15 minuti

Tempo di cottura: 10 minuti

Serve: 2

Ingredienti:

- 2 petti di pollo disossati e senza pelle
- 4 tazze di insalata mista
- 1 avocado maturo, affettato
- 1 tazza di pomodorini, tagliati a metà
- 1/4 tazza di cipolle rosse affettate
- Succo di 1 limone
- 2 cucchiai di olio d'oliva
- Sale e pepe a piacere

Indicazioni:

1. Preriscaldare la griglia a fuoco medio-alto.
2. Condire i petti di pollo con sale e pepe.

3. Grigliare il pollo per 4-5 minuti per lato o fino a cottura ultimata. Togliere dalla griglia e lasciare riposare qualche minuto prima di affettare.

4. In una grande ciotola, unisci l'insalata mista, l'avocado a fette, i pomodorini e le cipolle rosse a fette.

5. In una piccola ciotola, sbatti insieme il succo di limone, l'olio d'oliva, il sale e il pepe per preparare il condimento.

6. Irrorare il condimento sull'insalata e mescolare delicatamente per ricoprire.

7. Dividete l'insalata nei piatti e ricopritela con le fette di pollo grigliato.

8. Servire immediatamente.

Valore nutrizionale per porzione:

Calorie: 320

Proteine: 28 g

Grassi: 18 g

Carboidrati: 14 g

Fibra: 8 g

Ricettario dietetico per l'epatite autoimmune

Tempo di preparazione: 15 minuti

Tempo di cottura: 25 minuti

Serve: 2

Ingredienti:

- 1 tazza di verdure miste (ad es. peperoni, zucchine, melanzane), affettate

- 1 cucchiaio di olio d'oliva

- Sale e pepe a piacere

- 2 wrap o tortilla integrali

- 1/4 tazza di hummus

- 1/4 tazza di foglie di spinaci baby

- 1/4 tazza di cetrioli a fette

- 1/4 tazza di pomodori a fette

- Opzionale: feta sbriciolata o formaggio di capra

Indicazioni:

1. Preriscaldare il forno a 200°C (400°F).

2. Condire le verdure miste con olio d'oliva, sale e pepe.

3. Distribuire le verdure su una teglia e arrostirle nel forno preriscaldato per 20-25 minuti o fino a quando saranno tenere e leggermente carbonizzate.

4. Riscaldare gli involtini o le tortilla secondo le istruzioni sulla confezione.

5. Distribuire su ogni piadina un cucchiaio di hummus.

6. Metti a strati le verdure arrostite, le foglie di spinaci, i cetrioli a fette e i pomodori a fette sopra l'hummus.

7. Opzionale: cospargere con feta sbriciolata o formaggio di capra per aggiungere sapore.

8. Arrotolare bene gli involtini e tagliarli a metà.

9. Servire immediatamente o avvolgere strettamente nella pellicola per dopo.

Valore nutrizionale per porzione:

Calorie: 280

Proteine: 9 g

Grassi: 12 g

Carboidrati: 36 g

Fibra: 6 g

Ricettario dietetico per l'epatite autoimmune

Ricetta 3: ciotola di patate dolci e fagioli neri

Tempo di preparazione: 15 minuti

Tempo di cottura: 30 minuti

Serve: 2

Ingredienti:

- 2 patate dolci medie, sbucciate e tagliate a cubetti

- 1 cucchiaio di olio d'oliva

- 1 cucchiaino di cumino macinato

- 1/2 cucchiaino di peperoncino in polvere

- Sale e pepe a piacere

- 1 tazza di fagioli neri cotti

- 1 tazza di quinoa cotta

- 1/4 tazza di coriandolo fresco tritato

- Succo di 1 lime

- Condimenti facoltativi: avocado a fette, pomodori a cubetti, yogurt greco (per servire)

Indicazioni:

1. Preriscaldare il forno a 220°C (425°F).
2. Condire le patate dolci a dadini con olio d'oliva, cumino macinato, peperoncino in polvere, sale e pepe.
3. Distribuire le patate dolci su una teglia e arrostirle nel forno preriscaldato per 25-30 minuti o finché saranno tenere e dorate.
4. In una grande ciotola, unisci le patate dolci arrostite, i fagioli neri cotti, la quinoa cotta, il coriandolo fresco tritato e il succo di lime.
5. Mescola delicatamente per unire.
6. Dividete il composto nelle ciotole.
7. Opzionale: guarnire con avocado a fette, pomodori a cubetti e una cucchiaiata di yogurt greco.
8. Servire caldo.

Valore nutrizionale per porzione:

Calorie: 380

Proteine: 12 g

Grassi: 8 g

Carboidrati: 67 g

Fibra: 12 g

Ricetta 1: Merluzzo al forno con limone e aneto

Tempo di preparazione: 10 minuti

Tempo di cottura: 15 minuti

Serve: 2

Ingredienti:

- 2 filetti di merluzzo

- 1 limone, affettato

- 2 cucchiai di aneto fresco, tritato

- 2 cucchiai di olio d'oliva

- Sale e pepe a piacere

Indicazioni:

1. Preriscaldare il forno a 200°C (400°F).
2. Disporre i filetti di merluzzo in una teglia.
3. Irrorare i filetti con olio d'oliva e condire con sale e pepe.
4. Disporre le fette di limone sopra i filetti e cospargere con aneto fresco.

Ricettario dietetico per l'epatite autoimmune

5. Cuocere nel forno preriscaldato per 12-15 minuti o fino a quando il baccalà sarà opaco e si sfalderà facilmente con una forchetta.

6. Togliere dal forno e servire caldo.

Valore nutrizionale per porzione:

Calorie: 220

Proteine: 30 g

Grassi: 10 g

Carboidrati: 2 g

Fibra: 0 g

Ricetta 2: Peperoni ripieni di quinoa

Tempo di preparazione: 15 minuti

Tempo di cottura: 35 minuti

Serve: 4

Ingredienti:

- 4 peperoni (di qualsiasi colore), le parti superiori rimosse e i semi rimossi

- 1 tazza di quinoa cotta

- 1/2 tazza di pomodori a cubetti

- 1/2 tazza di fagioli neri, sciacquati e scolati

- 1/2 tazza di chicchi di mais

- 1/4 tazza di prezzemolo fresco tritato

- 1/4 tazza di formaggio grattugiato (ad esempio, cheddar, mozzarella)

- 1 cucchiaino di olio d'oliva

- Sale e pepe a piacere

Indicazioni:

1. Preriscaldare il forno a 190°C (375°F).

2. Disporre i peperoni in una teglia, con la parte tagliata rivolta verso l'alto.

3. In una ciotola, unire la quinoa cotta, i pomodori a cubetti, i fagioli neri, i chicchi di mais, il prezzemolo

fresco tritato, il formaggio grattugiato, l'olio d'oliva, sale e pepe.

4. Versare il composto di quinoa sui peperoni, riempiendoli uniformemente.

5. Coprire la teglia con un foglio di alluminio e cuocere nel forno preriscaldato per 25 minuti.

6. Togliere la pellicola e cuocere per altri 10 minuti o fino a quando i peperoni saranno teneri e il ripieno sarà ben caldo.

7. Sfornare e lasciare raffreddare leggermente prima di servire.

Valore nutrizionale per porzione:

Calorie: 220

Proteine: 9 g

Grassi: 6 g

Carboidrati: 37 g

Fibra: 7 g

Tempo di preparazione: 15 minuti

Tempo di cottura: 10 minuti

Serve: 2

Ingredienti:

- 8 once di tofu sodo, scolato e tagliato a cubetti

- 1 cucchiaio di salsa di soia (o tamari per un'opzione senza glutine)

- 1 cucchiaio di salsa hoisin

- 1 cucchiaio di olio di sesamo

- 1 cucchiaio di olio d'oliva

- 2 spicchi d'aglio, tritati

- 1 tazza di verdure miste (ad es. broccoli, peperoni, carote), affettate

- Sale e pepe a piacere

- Condimenti facoltativi: cipolle verdi affettate, semi di sesamo

Indicazioni:

1. In una ciotola, unire la salsa di soia, la salsa hoisin e l'olio di sesamo.

2. Aggiungi il tofu a cubetti nella ciotola e mescola delicatamente per ricoprirlo. Lasciare marinare per 10 minuti.

3. Scaldare l'olio d'oliva in una padella capiente o nel wok a fuoco medio-alto.

4. Aggiungere l'aglio tritato e soffriggere per 1 minuto finché non diventa fragrante.

5. Aggiungete le verdure miste e fatele soffriggere per 3-4 minuti o fino a quando saranno tenere e croccanti.

6. Spingi le verdure su un lato della padella e aggiungi il tofu marinato.

7. Cuocere il tofu per 3-4 minuti, girandolo di tanto in tanto, finché non sarà dorato e riscaldato.

8. Condite con sale e pepe a piacere.

9. Opzionale: guarnire con cipolle verdi affettate e semi di sesamo.

10. Servire caldo.

Valore nutrizionale per porzione:

Calorie: 250

Proteine: 15 g

Grassi: 17 g

Carboidrati: 12 g

Fibra: 3 g

Ricetta 1: patatine dolci al forno con guacamole

Tempo di preparazione: 15 minuti

Tempo di cottura: 25 minuti

Serve: 2

Ingredienti:

- 2 patate dolci medie, tagliate a patatine fritte
- 1 cucchiaio di olio d'oliva
- 1 cucchiaino di paprica
- 1/2 cucchiaino di aglio in polvere
- Sale e pepe a piacere
- 1 avocado maturo
- Succo di 1 lime
- 1 cucchiaio di coriandolo fresco tritato
- Condimenti opzionali: jalapeños a fette, pomodori a cubetti

Indicazioni:

1. Preriscaldare il forno a 220°C (425°F).

2. In una ciotola, mescolare le patate dolci fritte con olio d'oliva, paprika, aglio in polvere, sale e pepe fino a ricoprirle uniformemente.

3. Distribuire le patate dolci fritte su una teglia in un unico strato.

4. Cuocere nel forno preriscaldato per 20-25 minuti o fino a quando le patatine saranno croccanti e dorate, girandole a metà cottura.

5. Mentre le patatine cuociono, preparate il guacamole schiacciando l'avocado con il succo di lime e il coriandolo fresco tritato.

6. Condire il guacamole con sale e pepe a piacere.

7. Una volta cotte le patate dolci, toglietele dal forno e lasciatele raffreddare leggermente.

8. Servire le patate dolci al forno con il guacamole come contorno.

9. Opzionale: guarnire il guacamole con jalapeños affettati e pomodori a cubetti per aggiungere sapore.

Valore nutrizionale per porzione:

Calorie: 320

Proteine: 5 g

Grassi: 18 g

Carboidrati: 38 g

Fibra: 9 g

Ricetta 2: bastoncini di cetrioli e carote con hummus

Tempo di preparazione: 10 minuti

Serve: 2

Ingredienti:

- 1 cetriolo, tagliato a bastoncini
- 2 carote, tagliate a bastoncini
- 1/2 tazza di hummus

Indicazioni:

1. Lavare e tagliare a bastoncini il cetriolo e le carote.
2. Disporre i bastoncini di cetriolo e carota su un piatto da portata.
3. Servire i bastoncini con una ciotola di hummus per immersione.

Valore nutrizionale per porzione:

Calorie: 120

Proteine: 5 g

Grassi: 6 g

Carboidrati: 15 g

Fibra: 7 g

Ricetta 3: involtini di sushi con quinoa e verdure

Tempo di preparazione: 30 minuti

Tempo di cottura: 20 minuti

Serve: 4

Ingredienti:

- 4 fogli di alga nori

- 2 tazze di quinoa cotta, raffreddata

- 1 tazza di verdure miste (ad es. cetrioli, carote, peperoni), tagliate a julienne

- 2 cucchiai di aceto di riso

- 1 cucchiaio di salsa di soia (o tamari per un'opzione senza glutine)

- 1 cucchiaio di olio di sesamo

- Opzionale: zenzero sottaceto, wasabi, salsa di soia (per servire)

Indicazioni:

1. Metti un foglio di alga nori su una stuoia per sushi o su un canovaccio pulito.

2. Distribuire uniformemente un quarto della quinoa cotta sul nori, lasciando un bordo di 1 pollice nella parte superiore.

3. Disporre un quarto delle verdure tagliate a julienne sopra la quinoa.

4. Condire le verdure con aceto di riso, salsa di soia e olio di sesamo.

5. Partendo dal basso, arrotola strettamente il foglio di nori, aiutandoti con il tappetino per sushi o l'asciugamano.

6. Bagnare il bordo superiore del foglio di alga nori con acqua per sigillare il rotolo.

7. Ripetete il procedimento con gli altri ingredienti per realizzare altri tre rotoli.

8. Utilizzando un coltello affilato, tagliare ogni rotolo in pezzetti.

9. Servire gli involtini di sushi con zenzero sottaceto, wasabi e salsa di soia come contorno.

Valore nutrizionale per porzione:

Calorie: 200

Proteine: 6 g

Grassi: 6 g

Carboidrati: 32 g

Ricettario dietetico per l'epatite autoimmune

Fibra: 5 g

Ricetta 4: Insalata di quinoa con verdure arrostite

Tempo di preparazione: 15 minuti

Tempo di cottura: 25 minuti

Serve: 4

Ingredienti:

- 1 tazza di quinoa cotta, raffreddata

- 2 tazze di verdure miste (ad es. peperoni, zucchine, melanzane), tagliate a dadini

- 2 cucchiai di olio d'oliva

- 1 cucchiaino di erbe essiccate (ad es. timo, origano)

- Sale e pepe a piacere

- Succo di 1 limone

- 2 cucchiai di prezzemolo fresco tritato

- Condimenti facoltativi: formaggio feta sbriciolato, noci o semi tostati

Indicazioni:

1. Preriscaldare il forno a 200°C (400°F).
2. Condire le verdure a cubetti con olio d'oliva, erbe aromatiche, sale e pepe.
3. Distribuire le verdure su una teglia in un unico strato.
4. Arrostire nel forno preriscaldato per 20-25 minuti o fino a quando le verdure saranno tenere e leggermente carbonizzate.
5. In una grande ciotola, unire la quinoa cotta, le verdure arrostite, il succo di limone e il prezzemolo fresco tritato.
6. Mescola delicatamente per unire.
7. Opzionale: cospargere con formaggio feta sbriciolato o noci/semi tostati per aggiungere sapore.
8. Servire l'insalata di quinoa a temperatura ambiente o fredda.

Valore nutrizionale per porzione:

Calorie: 220

Proteine: 6 g

Grassi: 9 g

Ricettario dietetico per l'epatite autoimmune

Carboidrati: 30 g

Fibra: 6 g

Ricetta 5: patatine dolci al forno con guacamole

Tempo di preparazione: 10 minuti

Tempo di cottura: 20 minuti

Serve: 2

Ingredienti:

- 2 patate dolci medie, affettate sottilmente
- 1 cucchiaio di olio d'oliva
- Sale e pepe a piacere
- 1 avocado maturo
- Succo di 1 lime
- 1 cucchiaio di coriandolo fresco tritato
- Condimenti opzionali: jalapeños a fette, pomodori a cubetti

Indicazioni:

1. Preriscaldare il forno a 200°C (400°F).

2. Condire le fette di patata dolce con olio d'oliva, sale e pepe fino a ricoprirle uniformemente.

3. Disporre le fette di patata dolce su una teglia in un unico strato.

4. Cuocere nel forno preriscaldato per 15-20 minuti o fino a quando le patatine saranno croccanti e leggermente dorate, girandole a metà cottura.

5. Mentre le patatine cuociono, preparate il guacamole schiacciando l'avocado con il succo di lime e il coriandolo fresco tritato.

6. Condire il guacamole con sale e pepe a piacere.

7. Una volta pronte le chips di patate dolci, toglietele dal forno e lasciatele raffreddare leggermente.

8. Servire le patatine dolci al forno con il guacamole come contorno.

9. Opzionale: guarnire il guacamole con jalapeños affettati e pomodori a cubetti per aggiungere sapore.

Valore nutrizionale per porzione:

Calorie: 280

Ricettario dietetico per l'epatite autoimmune

Proteine: 4 g

Grassi: 16 g

Carboidrati: 32 g

Fibra: 7 g

Ricetta 6: Hummus con verdure fresche

Tempo di preparazione: 10 minuti

Serve: 2

Ingredienti:

1 tazza di ceci in scatola, sciacquati e scolati

2 cucchiai di tahina

2 cucchiai di olio d'oliva

Succo di 1 limone

1 spicchio d'aglio, tritato

Sale e pepe a piacere

Verdure fresche assortite (ad es. peperoni, cetrioli, carote), tagliate a bastoncini

Indicazioni:

In un robot da cucina, unisci i ceci, la tahina, l'olio d'oliva, il succo di limone, l'aglio tritato, il sale e il pepe.

Frullare fino ad ottenere un composto liscio e cremoso, aggiungendo eventualmente un po' d'acqua per ottenere la consistenza desiderata.

Trasferisci l'hummus in una ciotola da portata.

Servire l'hummus con verdure fresche assortite per immersione.

Valore nutrizionale per porzione:

Calorie: 250

Proteine: 8 g

Grassi: 16 g

Carboidrati: 22 g

Fibra: 6 g

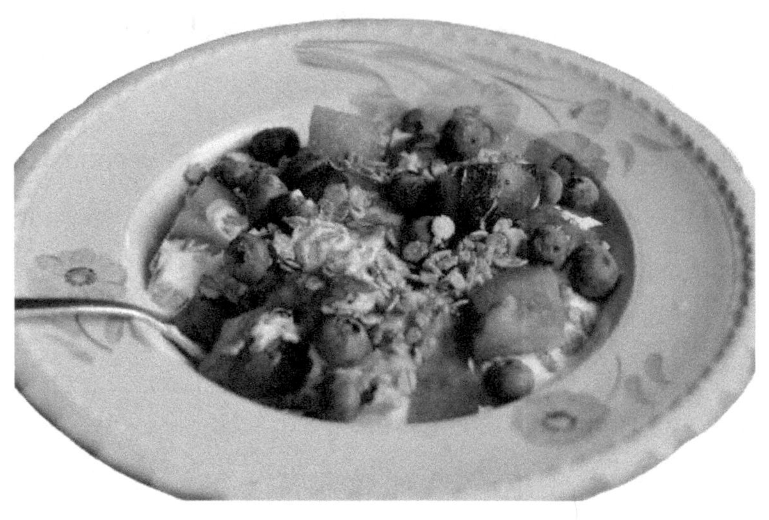

CEREALI E MIRTILLI

Ricetta 1: Salmone Grigliato con Quinoa e Verdure al Vapore

Tempo di preparazione: 15 minuti

Tempo di cottura: 15 minuti

Serve: 2

Ingredienti:

- 2 filetti di salmone

- 1 cucchiaio di olio d'oliva

- Succo di 1 limone

- Sale e pepe a piacere

- 1 tazza di quinoa cotta

- 2 tazze di verdure miste al vapore (ad esempio broccoli, carote, cavolfiore)

Indicazioni:

1. Preriscaldare la griglia a fuoco medio.

2. Spennellare i filetti di salmone con olio d'oliva e succo di limone.

3. Condite con sale e pepe a piacere.

4. Disporre i filetti di salmone sulla griglia e cuocerli per circa 6-8 minuti per lato, o fino a quando il pesce si sfalderà facilmente con una forchetta.

5. Mentre il salmone cuoce alla griglia, prepara la quinoa seguendo le istruzioni sulla confezione.

6. Cuocere a vapore le verdure miste fino a quando saranno tenere ma ancora croccanti.

7. Servire il salmone grigliato su un letto di quinoa cotta con un contorno di verdure al vapore.

Valore nutrizionale per porzione:

Calorie: 400

Proteine: 30 g

Grassi: 20 g

Carboidrati: 25 g

Fibra: 5 g

Ricetta 2: petto di pollo al forno con cavoletti di Bruxelles arrostiti

Tempo di preparazione: 15 minuti

Tempo di cottura: 25 minuti

Serve: 2

Ingredienti:

- 2 metà di petto di pollo

- 1 cucchiaio di olio d'oliva

- 1 cucchiaino di erbe essiccate (ad es. rosmarino, timo)

- Sale e pepe a piacere

- 2 tazze di cavoletti di Bruxelles, tagliati e tagliati a metà

- 1 cucchiaio di aceto balsamico

- Opzionale: spicchi di limone per servire

Indicazioni:

1. Preriscaldare il forno a 200°C (400°F).

2. Metti le metà del petto di pollo su una teglia.

3. Irrorare i petti di pollo con olio d'oliva e cospargere con erbe secche, sale e pepe.

4. In una ciotola separata, condisci i cavoletti di Bruxelles con olio d'oliva, aceto balsamico, sale e pepe.

5. Distribuire i cavoletti di Bruxelles sulla teglia attorno ai petti di pollo.

6. Cuocere nel forno preriscaldato per 20-25 minuti o fino a quando il pollo sarà cotto e i cavoletti di Bruxelles saranno teneri e caramellati.

7. Togliere dal forno e lasciare riposare qualche minuto prima di servire.

8. Servire il petto di pollo al forno con cavoletti di Bruxelles arrostiti e spicchi di limone opzionali.

Valore nutrizionale per porzione:

Calorie: 350

Proteine: 40 g

Grassi: 12 g

Carboidrati: 20 g

Fibra: 8 g

Tempo di preparazione: 15 minuti

Tempo di cottura: 40 minuti

Serve: 4

Ingredienti:

- 1 tazza di lenticchie marroni, sciacquate e scolate

- 1 cucchiaio di olio d'oliva

- 1 cipolla, tritata

- 2 carote, a dadini

- 2 gambi di sedano, tagliati a dadini

- 3 spicchi d'aglio, tritati

- 1 cucchiaino di cumino macinato

- 1 cucchiaino di paprika

- 4 tazze di brodo vegetale

- 1 foglia di alloro

Ricettario dietetico per l'epatite autoimmune

- Sale e pepe a piacere

- 2 tazze di riso integrale cotto

- Condimenti facoltativi: prezzemolo fresco tritato, spicchi di limone

Indicazioni:

1. In una pentola capiente, scaldare l'olio d'oliva a fuoco medio.

2. Aggiungere la cipolla, le carote e il sedano e far rosolare per 5 minuti finché le verdure iniziano ad ammorbidirsi.

3. Aggiungere l'aglio tritato, il cumino e la paprika e far rosolare per un altro minuto finché non diventa fragrante.

4. Aggiungere nella pentola le lenticchie sciacquate, il brodo vegetale e l'alloro.

5. Condite con sale e pepe a piacere.

6. Portare a ebollizione lo spezzatino, quindi abbassare la fiamma al minimo e cuocere a fuoco lento per 30-35 minuti o fino a quando le lenticchie saranno tenere.

7. Togliere la foglia di alloro e aggiustare i condimenti se necessario.

8. Servire lo stufato di lenticchie su riso integrale cotto.

9. Opzionale: guarnire con prezzemolo fresco tritato e servire con spicchi di limone a parte.

Valore nutrizionale per porzione:

Calorie: 300

Proteine: 15 g

Grassi: 5 g

Carboidrati: 55 g

Fibra: 10 g

Contorni

Ricetta 1: Cavolini di Bruxelles arrostiti con glassa balsamica

Tempo di preparazione: 10 minuti

Tempo di cottura: 25 minuti

Serve: 4

Ingredienti:

- 1 libbra di cavoletti di Bruxelles, tagliati e tagliati a metà

- 2 cucchiai di olio d'oliva

- Sale e pepe a piacere

- 2 cucchiai di glassa balsamica

Indicazioni:

1. Preriscaldare il forno a 200°C (400°F).
2. In una ciotola, condisci i cavoletti di Bruxelles con olio d'oliva, sale e pepe fino a ricoprirli uniformemente.

3. Distribuire i cavoletti di Bruxelles su una teglia in un unico strato.

4. Arrostire nel forno preriscaldato per 20-25 minuti o fino a quando i cavoletti di Bruxelles saranno teneri e caramellati.

5. Togliere dal forno e irrorare con glassa balsamica.

6. Mescola delicatamente per ricoprire.

7. Servire i cavoletti di Bruxelles arrostiti come contorno.

Valore nutrizionale per porzione:

Calorie: 100

Proteine: 4 g

Grassi: 6 g

Carboidrati: 10 g

Fibra: 4 g

Ricetta 2: purè di cavolfiore alle erbe

Tempo di preparazione: 10 minuti

Tempo di cottura: 15 minuti

Ricettario dietetico per l'epatite autoimmune

Serve: 4

Ingredienti:

- 1 cavolfiore a testa grande, tagliato a cimette

- 2 cucchiai di burro o olio d'oliva

- 2 spicchi d'aglio, tritati

- 1/4 tazza di latte (o alternativa non casearia)

- 1 cucchiaio di erbe fresche tritate (ad es. prezzemolo, timo)

- Sale e pepe a piacere

Indicazioni:

1. Cuocere a vapore le cimette di cavolfiore finché saranno tenere.

2. In una casseruola, sciogliere il burro o scaldare l'olio d'oliva a fuoco medio.

3. Aggiungere l'aglio tritato e rosolare per 1-2 minuti fino a quando diventa fragrante.

4. Trasferite il cavolfiore cotto a vapore nella casseruola e schiacciatelo con lo schiacciapatate

oppure frullatelo con un robot da cucina fino ad ottenere un composto omogeneo.

5. Unire il latte e le erbe fresche tritate.

6. Condite con sale e pepe a piacere.

7. Cuocere per altri 2-3 minuti finché non sarà completamente riscaldato.

8. Servi il purè di cavolfiore come alternativa sana al tradizionale purè di patate.

Valore nutrizionale per porzione:

Calorie: 70

Proteine: 3 g

Grassi: 4 g

Carboidrati: 8 g

Fibra: 3 g

Ricetta 3: Spinaci saltati con aglio e limone

Tempo di preparazione: 5 minuti

Tempo di cottura: 5 minuti

Serve: 4

Ingredienti:

- 1 cucchiaio di olio d'oliva

- 2 spicchi d'aglio, tritati

- 8 tazze di foglie di spinaci freschi

- Succo di 1 limone

- Sale e pepe a piacere

Indicazioni:

1. In una padella capiente, scaldare l'olio d'oliva a fuoco medio.

2. Aggiungere l'aglio tritato e rosolare per 1 minuto finché non diventa fragrante.

3. Aggiungere le foglie di spinaci nella padella e mescolare delicatamente finché non appassiscono.

4. Cospargere il succo di limone sugli spinaci.

5. Condite con sale e pepe a piacere.

6. Cuocere per altri 1-2 minuti finché non sarà completamente riscaldato.

Ricettario dietetico per l'epatite autoimmune

7. Servire gli spinaci saltati come contorno nutriente.

Valore nutrizionale per porzione:

Calorie: 40

Proteine: 2 g

Grassi: 3 g

Carboidrati: 3 g

Fibra: 2 g

Ricetta 4: purea di cavolfiore all'aglio arrosto

Tempo di preparazione: 10 minuti

Tempo di cottura: 40 minuti

Serve: 4

Ingredienti:

- 1 cavolfiore a testa grande, tagliato a cimette

- 2 cucchiai di olio d'oliva

- 4 spicchi d'aglio, sbucciati

- Sale e pepe a piacere

- 1/4 tazza di brodo vegetale (o più secondo necessità)

Indicazioni:

1. Preriscaldare il forno a 200°C (400°F).

2. Disporre le cimette di cavolfiore e gli spicchi d'aglio sbucciati su una teglia.

3. Condire con olio d'oliva e condire con sale e pepe a piacere.

4. Arrostire nel forno preriscaldato per 30-35 minuti o fino a quando il cavolfiore sarà tenero e dorato.

5. Trasferisci il cavolfiore e l'aglio arrostiti in un robot da cucina.

6. Frullare fino ad ottenere un composto omogeneo, aggiungendo brodo vegetale quanto necessario per ottenere la consistenza desiderata.

7. Condire con sale e pepe aggiuntivi se lo si desidera.

8. Servire la purea di cavolfiore all'aglio arrosto come contorno saporito e sano.

Valore nutrizionale per porzione:

Ricettario dietetico per l'epatite autoimmune

Calorie: 80

Proteine: 3 g

Grassi: 5 g

Carboidrati: 8 g

Fibra: 4 g

Ricetta 5: Broccoli al vapore con limone e mandorle

Tempo di preparazione: 10 minuti

Tempo di cottura: 5 minuti

Serve: 4

Ingredienti:

- 4 tazze di cimette di broccoli

- 1 cucchiaio di olio d'oliva

- Succo di 1 limone

- Scorza di 1 limone

- Sale e pepe a piacere

- 2 cucchiai di mandorle a fette, tostate

Indicazioni:

1. Cuocere a vapore le cimette dei broccoli fino a renderle croccanti.
2. In una piccola ciotola, sbatti insieme l'olio d'oliva, il succo di limone, la scorza di limone, il sale e il pepe.
3. Condire la salsa al limone sui broccoli al vapore.
4. Mescola delicatamente per ricoprire.
5. Cospargere con mandorle a lamelle tostate.
6. Servi i broccoli al vapore come contorno nutriente e vivace.

Valore nutrizionale per porzione:

Calorie: 60

Proteine: 3 g

Grassi: 4 g

Carboidrati: 6 g

Fibra: 3 g

Tempo di preparazione: 10 minuti

Tempo di cottura: 20 minuti

Serve: 4

Ingredienti:

- 1 tazza di quinoa, sciacquata

- 2 tazze di brodo vegetale

- 1 cucchiaio di olio d'oliva

- 1 cipolla, tritata

- 2 spicchi d'aglio, tritati

- 1 carota, a dadini

- 1 zucchina, tagliata a cubetti

- 1 peperone rosso, tagliato a dadini

- Sale e pepe a piacere

- 2 cucchiai di erbe fresche tritate (ad esempio prezzemolo, basilico)

Ricettario dietetico per l'epatite autoimmune

Indicazioni:

1. In una pentola unire la quinoa e il brodo vegetale.

2. Portare a ebollizione, quindi abbassare la fiamma al minimo, coprire e cuocere a fuoco lento per 15-20 minuti o fino a quando la quinoa sarà tenera e il brodo sarà stato assorbito.

3. In una padella separata, scaldare l'olio d'oliva a fuoco medio.

4. Aggiungete la cipolla tritata e l'aglio tritato e fate rosolare per 2-3 minuti finché non si sarà ammorbidito.

5. Aggiungi la carota, le zucchine e il peperone rosso a dadini nella padella.

6. Fate rosolare per altri 5 minuti fino a quando le verdure saranno tenere e croccanti.

7. Condite con sale e pepe a piacere.

8. Sgranate la quinoa cotta con una forchetta e trasferitela nella padella con le verdure saltate.

9. Unire le erbe fresche tritate e mescolare bene.

10. Cuocere per altri 2-3 minuti finché non sarà completamente riscaldato.

11. Servite il pilaf di quinoa con verdure miste come contorno sano e saporito.

Valore nutrizionale per porzione:

Calorie: 180

Proteine: 5 g

Grassi: 5 g

Carboidrati: 30 g

Fibra: 5 g

Ricetta 1: zuppa curativa alla curcuma e zenzero

Tempo di preparazione: 10 minuti

Tempo di cottura: 30 minuti

Serve: 4

Ingredienti:

- 1 cucchiaio di olio d'oliva

- 1 cipolla, tritata

- 2 spicchi d'aglio, tritati

- Pezzo di zenzero fresco da 1 pollice, grattugiato

- 1 cucchiaino di curcuma macinata

- 4 tazze di brodo vegetale

- 2 carote, a dadini

- 2 gambi di sedano, tagliati a cubetti

- 1 tazza di cimette di cavolfiore

- 1 tazza di pomodori a cubetti (in scatola o freschi)

- Sale e pepe a piacere

- Condimenti facoltativi: coriandolo fresco, spicchi di lime

Indicazioni:

1. Scaldare l'olio d'oliva in una pentola capiente a fuoco medio.

2. Aggiungere la cipolla tritata, l'aglio tritato e lo zenzero grattugiato. Rosolare per 2-3 minuti finché non diventa fragrante.

3. Mescolare la curcuma macinata e cuocere per un altro minuto.

4. Aggiungere nella pentola il brodo vegetale, le carote a cubetti, il sedano, le cimette di cavolfiore e i pomodori a cubetti.

5. Condite con sale e pepe a piacere.

6. Portare a ebollizione la zuppa, quindi abbassare la fiamma al minimo e cuocere a fuoco lento per 20-25 minuti finché le verdure saranno tenere.

7. Togliere dal fuoco e lasciare raffreddare leggermente la zuppa.

8. Usando un frullatore ad immersione o un frullatore da banco, frullate la zuppa fino ad ottenere una consistenza omogenea.

9. Riscalda la zuppa se necessario.

10. Servire la zuppa curativa allo zenzero e curcuma calda, guarnita con coriandolo fresco e spicchi di lime se lo si desidera.

Valore nutrizionale per porzione:

Calorie: 120

Proteine: 3 g

Grassi: 4 g

Carboidrati: 20 g

Fibra: 5 g

Ricetta 2: Stufato di lenticchie e verdure

Tempo di preparazione: 10 minuti

Tempo di cottura: 35 minuti

Serve: 4

Ingredienti:

- 1 cucchiaio di olio d'oliva

- 1 cipolla, tritata

- 2 spicchi d'aglio, tritati

- 2 carote, a dadini

- 2 gambi di sedano, tagliati a dadini

- 1 tazza di pomodori a cubetti (in scatola o freschi)

- 1 tazza di lenticchie verdi o marroni, sciacquate

- 4 tazze di brodo vegetale

- 1 cucchiaino di timo secco

- Sale e pepe a piacere

- Condimenti facoltativi: prezzemolo fresco tritato

Indicazioni:

1. Scaldare l'olio d'oliva in una pentola capiente a fuoco medio.

2. Aggiungere la cipolla tritata, l'aglio tritato, le carote a dadini e il sedano a dadini. Fate rosolare per 5

Ricettario dietetico per l'epatite autoimmune

minuti fino a quando le verdure inizieranno ad ammorbidirsi.

3. Unire i pomodorini tagliati a dadini e cuocere per altri 2 minuti.

4. Aggiungere nella pentola le lenticchie sciacquate, il brodo vegetale, il timo essiccato, sale e pepe.

5. Portare a ebollizione lo spezzatino, quindi ridurre la fiamma al minimo e cuocere a fuoco lento per 30 minuti o fino a quando le lenticchie saranno tenere.

6. Se necessario, aggiusta i condimenti.

7. Servire lo spezzatino di lenticchie e verdure ben caldo, guarnendo a piacere con prezzemolo fresco tritato.

Valore nutrizionale per porzione:

Calorie: 250

Proteine: 13 g

Grassi: 4 g

Carboidrati: 45 g

Fibra: 12 g

Tempo di preparazione: 10 minuti

Tempo di cottura: 2 ore

Serve: 4

Ingredienti:

- 1 pollo intero, possibilmente biologico e ruspante

- 8 tazze d'acqua

- 2 carote, tritate

- 2 gambi di sedano, tritati

- 1 cipolla, tritata

- 3 spicchi d'aglio, tritati

- Pezzo di zenzero fresco da 1 pollice, grattugiato

- 1 foglia di alloro

- Sale e pepe a piacere

- Condimenti facoltativi: prezzemolo fresco tritato, spicchi di limone

Ricettario dietetico per l'epatite autoimmune

Indicazioni:

1. Mettete in una pentola capiente il pollo intero, l'acqua, le carote tritate, il sedano tritato, la cipolla tritata, l'aglio tritato, lo zenzero grattugiato, l'alloro, il sale e il pepe.

2. Portare la pentola a ebollizione a fuoco alto.

3. Ridurre il fuoco al minimo, coprire e cuocere a fuoco lento per 1,5 o 2 ore fino a quando il pollo sarà cotto e tenero.

4. Togliere il pollo dalla pentola e metterlo da parte a raffreddare.

5. Filtrare il brodo in una pentola separata o in una ciotola capiente, scartando le verdure e l'alloro.

6. Una volta che il pollo si sarà raffreddato, rimuovete la carne dalle ossa e sminuzzatela o tagliatela a pezzetti.

7. Riporta il brodo filtrato nella pentola e aggiungi il pollo sminuzzato.

8. Portare a ebollizione la zuppa a fuoco medio e cuocere per altri 10 minuti.

9. Se necessario, aggiusta i condimenti.

10. Servire la zuppa di brodo di pollo e ossa vegetale ben calda, guarnendo a piacere con prezzemolo fresco tritato e spicchi di limone.

Valore nutrizionale per porzione:

Calorie: 200

Proteine: 20 g

Grassi: 8 g

Carboidrati: 8 g

Fibra: 2 g

Insalate

Ricetta 1: insalata di cavolo riccio con vinaigrette agli agrumi

Tempo di preparazione: 15 minuti

Serve: 4

Ingredienti:

- 8 tazze di cavolo riccio, gambi rimossi e foglie tritate
- 1 tazza di pomodorini, tagliati a metà
- 1/4 tazza di mandorle a fette, tostate
- 1/4 tazza di mirtilli rossi secchi
- 1/4 tazza di parmigiano grattugiato (facoltativo)

Per la vinaigrette agli agrumi:

- Succo di 1 arancia
- Succo di 1 limone
- 2 cucchiai di olio extravergine di oliva
- 1 cucchiaino di senape di Digione
- Sale e pepe a piacere

Indicazioni:

1. In una grande insalatiera, unisci il cavolo riccio tritato, i pomodorini, le mandorle a fette, i mirtilli rossi secchi e il parmigiano grattugiato (se lo usi).

2. In una piccola ciotola separata, sbatti insieme il succo d'arancia, il succo di limone, l'olio d'oliva, la senape di Digione, il sale e il pepe per preparare la vinaigrette agli agrumi.

3. Condire la vinaigrette agli agrumi sull'insalata di cavolo riccio.

4. Mescolare delicatamente per ricoprire l'insalata con il condimento.

5. Lasciare marinare l'insalata per 10-15 minuti per far sì che i sapori si fondano insieme.

6. Servi l'insalata di cavolo riccio con vinaigrette agli agrumi come contorno rinfrescante e nutriente.

Valore nutrizionale per porzione:

Calorie: 150

Ricettario dietetico per l'epatite autoimmune

Proteine: 6 g

Grassi: 9 g

Carboidrati: 16 g

Fibra: 4 g

Ricetta 2: Insalata Mediterranea Di Quinoa

Tempo di preparazione: 15 minuti

Tempo di cottura: 15 minuti

Serve: 4

Ingredienti:

- 1 tazza di quinoa

- 2 tazze d'acqua

- 1 tazza di cetriolo, tagliato a dadini

- 1 tazza di pomodorini, tagliati a metà

- 1/2 tazza di olive Kalamata, snocciolate e tagliate a metà

- 1/2 tazza di formaggio feta sbriciolato

- 1/4 tazza di cipolla rossa, tritata finemente

- 1/4 tazza di prezzemolo fresco tritato

- 2 cucchiai di olio extravergine di oliva

- Succo di 1 limone

- Sale e pepe a piacere

Indicazioni:

1. Sciacquare la quinoa sotto l'acqua fredda in un colino a maglia fine.

2. In una casseruola media, portare a ebollizione l'acqua.

3. Aggiungere la quinoa sciacquata all'acqua bollente, abbassare la fiamma al minimo, coprire e cuocere a fuoco lento per 15 minuti o finché l'acqua non viene assorbita e la quinoa diventa tenera.

4. Togliere la quinoa cotta dal fuoco e lasciarla raffreddare.

5. In una grande insalatiera, unire la quinoa raffreddata, il cetriolo tagliato a dadini, i pomodorini, le olive Kalamata, il formaggio feta sbriciolato, la cipolla rossa e il prezzemolo fresco tritato.

6. In una piccola ciotola separata, sbatti insieme l'olio d'oliva, il succo di limone, il sale e il pepe per preparare il condimento.

7. Condire il condimento sull'insalata di quinoa.

8. Mescolare delicatamente per ricoprire l'insalata con il condimento.

9. Servi l'insalata mediterranea di quinoa come contorno vivace e saporito o come pasto leggero.

Valore nutrizionale per porzione:

Calorie: 300

Proteine: 10 g

Grassi: 14 g

Carboidrati: 36 g

Fibra: 5 g

Ricetta 3: Insalata di avocado e pomodori con salsa balsamica

Tempo di preparazione: 10 minuti

Serve: 4

Ingredienti:

- 2 avocado, tagliati a cubetti

- 2 tazze di pomodorini, tagliati a metà

- 1/4 tazza di cipolla rossa, tritata finemente

- 2 cucchiai di basilico fresco tritato

- 2 cucchiai di olio extravergine di oliva

- 1 cucchiaio di aceto balsamico

- Sale e pepe a piacere

Indicazioni:

1. In una grande insalatiera, unisci gli avocado a dadini, i pomodorini, la cipolla rossa e il basilico fresco tritato.

2. In una piccola ciotola separata, sbatti insieme l'olio d'oliva, l'aceto balsamico, il sale e il pepe per preparare il condimento.

3. Condire il condimento sull'insalata di avocado e pomodori.

4. Mescolare delicatamente per ricoprire l'insalata con il condimento.

Ricettario dietetico per l'epatite autoimmune

5. Servire l'insalata di avocado e pomodori con salsa balsamica come contorno rinfrescante e soddisfacente.

Valore nutrizionale per porzione:

Calorie: 200

Proteine: 3 g

Grassi: 17 g

Carboidrati: 12 g

Fibra: 7 g

Ricetta 1: muffin ai mirtilli con farina di cocco

Tempo di preparazione: 10 minuti

Tempo di cottura: 25 minuti

Per: 12 muffin

Ingredienti:

- 1/2 tazza di farina di cocco

- 1/2 cucchiaino di lievito in polvere

- 1/4 cucchiaino di sale

- 4 uova

- 1/4 tazza di olio di cocco, sciolto

- 1/4 tazza di miele o sciroppo d'acero

- 1 cucchiaino di estratto di vaniglia

- 1 tazza di mirtilli (freschi o congelati)

Indicazioni:

1. Preriscaldare il forno a 175°C (350°F) e foderare uno stampo per muffin con pirottini di carta.

2. In una ciotola, sbatti insieme la farina di cocco, il lievito e il sale.

3. In una ciotola separata, sbatti le uova, l'olio di cocco, il miele o lo sciroppo d'acero e l'estratto di vaniglia finché non saranno ben amalgamati.

4. Aggiungete gli ingredienti secchi a quelli umidi e mescolate fino ad ottenere un impasto omogeneo.

5. Incorporate delicatamente i mirtilli.

6. Dividere uniformemente l'impasto tra i pirottini per muffin già preparati.

7. Cuocere per 20-25 minuti, o fino a quando uno stuzzicadenti inserito al centro di un muffin risulta pulito.

8. Lasciare raffreddare i muffin nello stampo per qualche minuto, quindi trasferirli su una gratella a raffreddare completamente.

9. Goditi questi deliziosi muffin ai mirtilli e farina di cocco come uno spuntino sano e soddisfacente.

Valore nutrizionale per porzione (1 muffin):

Calorie: 110

Proteine: 3 g

Grassi: 7 g

Carboidrati: 9 g

Fibra: 3 g

Ricetta 2: Pane alla banana e farina di mandorle

Tempo di preparazione: 15 minuti

Tempo di cottura: 45 minuti

Per: 1 pagnotta

Ingredienti:

- 2 tazze di farina di mandorle

- 1 cucchiaino di lievito in polvere

- 1/2 cucchiaino di bicarbonato di sodio

- 1/4 cucchiaino di sale

- 1 cucchiaino di cannella in polvere

- 3 banane mature, schiacciate

- 3 uova

- 1/4 tazza di miele o sciroppo d'acero

- 1/4 tazza di olio di cocco, sciolto

- 1 cucchiaino di estratto di vaniglia

Indicazioni:

1. Preriscaldare il forno a 175°C (350°F) e ungere una teglia.

2. In una ciotola capiente, sbatti insieme la farina di mandorle, il lievito, il bicarbonato di sodio, il sale e la cannella.

3. In una ciotola separata, mescola le banane schiacciate, le uova, il miele o lo sciroppo d'acero, l'olio di cocco fuso e l'estratto di vaniglia finché non saranno ben amalgamati.

4. Aggiungi gli ingredienti umidi agli ingredienti secchi e mescola fino a quando non saranno ben amalgamati.

5. Versare l'impasto nella teglia unta.

6. Cuocere per 40-45 minuti, o fino a quando uno stuzzicadenti inserito al centro del pane ne uscirà pulito.

7. Lasciare raffreddare il banana bread nella padella per 10 minuti, quindi trasferirlo su una gratella a raffreddare completamente.

8. Affetta e servi il banana bread con farina di mandorle come uno spuntino delizioso e nutriente.

Valore nutrizionale per porzione (1 fetta):

Calorie: 200

Proteine: 6 g

Grassi: 15 g

Carboidrati: 13 g

Fibra: 3 g

Ricetta 3: Mousse di avocado al cioccolato fondente

Tempo di preparazione: 10 minuti

Tempo di raffreddamento: 2 ore

Serve: 4

Ingredienti:

- 2 avocado maturi

- 1/4 tazza di cacao in polvere non zuccherato

- 1/4 tazza di sciroppo d'acero o miele

- 1/4 tazza di latte di mandorle (o qualsiasi latte vegetale)

- 1 cucchiaino di estratto di vaniglia

- Guarnizioni facoltative: scaglie di cioccolato fondente, frutti di bosco freschi, noci tritate

Indicazioni:

1. Tagliare gli avocado a metà, rimuovere i noccioli e raccogliere la polpa in un frullatore o in un robot da cucina.

2. Aggiungi nel frullatore il cacao in polvere, lo sciroppo d'acero o il miele, il latte di mandorle e l'estratto di vaniglia.

3. Frullare fino a ottenere un composto liscio e cremoso, raschiando i lati secondo necessità.

4. Assaggia e aggiusta la dolcezza se lo desideri.

5. Trasferire la mousse nei piatti da portata o negli stampini.

6. Coprire e riporre in frigorifero per almeno 2 ore per consentire alla mousse di solidificarsi.

7. Prima di servire, guarnire con scaglie di cioccolato fondente, frutti di bosco freschi o noci tritate, se lo si desidera.

8. Goditi questa ricca e indulgente mousse di avocado al cioccolato fondente come dessert senza sensi di colpa.

Valore nutrizionale per porzione:

Calorie: 180

Proteine: 3 g

Grassi: 14 g

Carboidrati: 15 g

Fibra: 7 g

Ricetta 4: Budino ai frutti di bosco

Tempo di preparazione: 10 minuti

Tempo di raffreddamento: 2-4 ore

Serve: 2

Ingredienti:

- 1 tazza di latte di mandorle non zuccherato (o qualsiasi latte vegetale)

- 1/4 tazza di semi di chia

- 1 cucchiaio di sciroppo d'acero o miele

- 1/2 cucchiaino di estratto di vaniglia

- 1/2 tazza di frutti di bosco misti (come fragole, mirtilli, lamponi)

Indicazioni:

1. In una ciotola, sbatti insieme il latte di mandorle, i semi di chia, lo sciroppo d'acero o il miele e l'estratto di vaniglia.

2. Lascia riposare il composto per 5 minuti, quindi sbatti nuovamente per rompere eventuali grumi di semi di chia.

3. Coprire la ciotola e conservare in frigorifero per 2-4 ore, o durante la notte, finché il budino di chia non si sarà addensato.

4. Mescola bene il budino di chia prima di servirlo per distribuire uniformemente i semi di chia.

5. Dividere il budino di chia in bicchieri o ciotole.

6. Completare con frutti di bosco misti.

7. Servi il budino di chia ai frutti di bosco come colazione o spuntino nutriente e soddisfacente.

Valore nutrizionale per porzione:

Calorie: 150

Proteine: 5 g

Grassi: 9 g

Carboidrati: 15 g

Fibra: 9 g

Ricetta 5: Mele al forno con cannella e noci

Tempo di preparazione: 10 minuti

Tempo di cottura: 30 minuti

Serve: 4

Ingredienti:

- 4 mele (tipo Granny Smith o Honeycrisp)
- 1/4 tazza di noci tritate
- 2 cucchiai di sciroppo d'acero o miele
- 1 cucchiaino di cannella in polvere
- Condimenti facoltativi: yogurt greco, un filo di miele

Indicazioni:

1. Preriscaldare il forno a 190°C (375°F) e rivestire una teglia con carta da forno.

2. Togliere il torsolo alle mele utilizzando un torsolo o un coltellino, lasciando intatta la parte inferiore.

3. In una piccola ciotola, unisci le noci tritate, lo sciroppo d'acero o il miele e la cannella in polvere.

4. Farcire ciascuna mela senza torsolo con il composto di noci, pressandola delicatamente.

5. Metti le mele ripiene nella teglia preparata.

6. Cuocere per 25-30 minuti, o fino a quando le mele saranno tenere e il ripieno sarà leggermente dorato.

7. Togliete le mele cotte dal forno e lasciatele raffreddare per qualche minuto.

8. Servire le mele cotte con cannella e noci come dessert confortante e nutriente.

9. Opzionale: guarnire con una cucchiaiata di yogurt greco e condire con miele per aggiungere cremosità e dolcezza.

Valore nutrizionale per porzione:

Calorie: 180

Proteine: 3 g

Grassi: 6 g

Carboidrati: 33 g

Fibra: 6 g

Ricetta 1: frullato verde disintossicante

Tempo di preparazione: 5 minuti

Serve: 1

Ingredienti:

- 1 tazza di spinaci

- 1/2 cetriolo, sbucciato e tritato

- 1/2 mela verde, privata del torsolo e tritata

- 1/2 banana

- 1/2 limone, spremuto

- 1/2 tazza di acqua di cocco o latte di mandorle

- Opzionale: una manciata di cubetti di ghiaccio

Indicazioni:

1. In un frullatore, unisci gli spinaci, il cetriolo, la mela verde, la banana, il succo di limone e l'acqua di cocco o il latte di mandorle.

2. Frullare ad alta velocità fino ad ottenere un composto liscio e cremoso.

Ricettario dietetico per l'epatite autoimmune

3. Se lo si desidera, aggiungere una manciata di cubetti di ghiaccio e frullare nuovamente fino a completo raffreddamento.

4. Versa il frullato verde disintossicante in un bicchiere e gustalo come un modo rinfrescante e nutriente per iniziare la giornata.

Valore nutrizionale per porzione:

Calorie: 150

Proteine: 3 g

Grassi: 1 g

Carboidrati: 35 g

Fibra: 7 g

Ricetta 2: Latte dorato antinfiammatorio

Tempo di preparazione: 5 minuti

Tempo di cottura: 5 minuti

Serve: 1

Ingredienti:

- 1 tazza di latte di mandorle o di cocco non zuccherato

- 1/2 cucchiaino di curcuma macinata

- 1/4 cucchiaino di cannella in polvere

- 1/4 cucchiaino di zenzero macinato

- 1/4 cucchiaino di miele o sciroppo d'acero

- Un pizzico di pepe nero (facoltativo)

Indicazioni:

1. In un pentolino, scaldare il latte di mandorle o di cocco a fuoco medio fino a quando sarà caldo ma non bollente.

2. Aggiungi la curcuma macinata, la cannella macinata, lo zenzero macinato, il miele o lo sciroppo d'acero e il pepe nero (se utilizzato).

3. Sbattere il composto fino a quando non sarà ben combinato e riscaldato.

4. Togliere dal fuoco e versare il latte dorato in una tazza.

5. Lasciarlo raffreddare leggermente prima di gustare il caldo e confortante latte dorato antinfiammatorio.

Ricettario dietetico per l'epatite autoimmune

Valore nutrizionale per porzione:

Calorie: 80

Proteine: 1 g

Grassi: 5 g

Carboidrati: 8 g

Fibra: 1 g

Ricetta 3: Infusi di tisane

Tempo di preparazione: 5 minuti

Tempo ripido: varia

Serve: 1

Ingredienti:

- 1 bustina di tisana (opzioni: camomilla, menta piperita, ibisco, lavanda, ecc.)

- 1 tazza di acqua bollente

- Facoltativo: miele o limone a piacere

Indicazioni:

1. Metti la bustina di tisana in una tazza o tazza.
2. Versare acqua bollente sulla bustina di tè.
3. Lasciare in infusione il tè per il tempo consigliato sulle istruzioni sulla confezione (varia a seconda del tipo di tisana).
4. Una volta in infusione, rimuovere la bustina di tè e scartarla.
5. Se lo si desidera, addolcire il tè con miele o aggiungere una spruzzata di limone per un sapore extra.
6. Godetevi l'infuso di tisana lenitivo e aromatico come bevanda calmante e rilassante.

Valore nutrizionale per porzione:

Calorie: 0

Proteine: 0 g

Grassi: 0 g

Carboidrati: 0g

Fibra: 0 g

Ricetta 4: limonata allo zenzero

Tempo di preparazione: 10 minuti

Tempo di raffreddamento: 1 ora

Serve: 4

Ingredienti:

- 4 tazze d'acqua

- 1/4 tazza di succo di limone appena spremuto

- 2 cucchiai di zenzero grattugiato

- 2 cucchiai di miele o sciroppo d'acero

- Facoltativo: fette di limone e foglie di menta per guarnire

Indicazioni:

1. In una pentola portare a ebollizione l'acqua.
2. Aggiungere lo zenzero grattugiato e cuocere a fuoco lento per 5 minuti.
3. Togliere dal fuoco e lasciarlo raffreddare leggermente.
4. Filtra l'acqua infusa allo zenzero in una brocca.

5. Aggiungi nella caraffa il succo di limone appena spremuto e il miele o lo sciroppo d'acero.

6. Mescolare bene per unire.

7. Coprire e conservare in frigorifero per almeno 1 ora per raffreddare e consentire ai sapori di fondersi.

8. Servire la limonata allo zenzero con ghiaccio, guarnita con fette di limone e foglie di menta se lo si desidera.

9. Goditi questa limonata allo zenzero rinfrescante e piccante come bevanda idratante e rivitalizzante.

Valore nutrizionale per porzione:

Calorie: 35

Proteine: 0 g

Grassi: 0 g

Carboidrati: 9 g

Fibra: 0 g

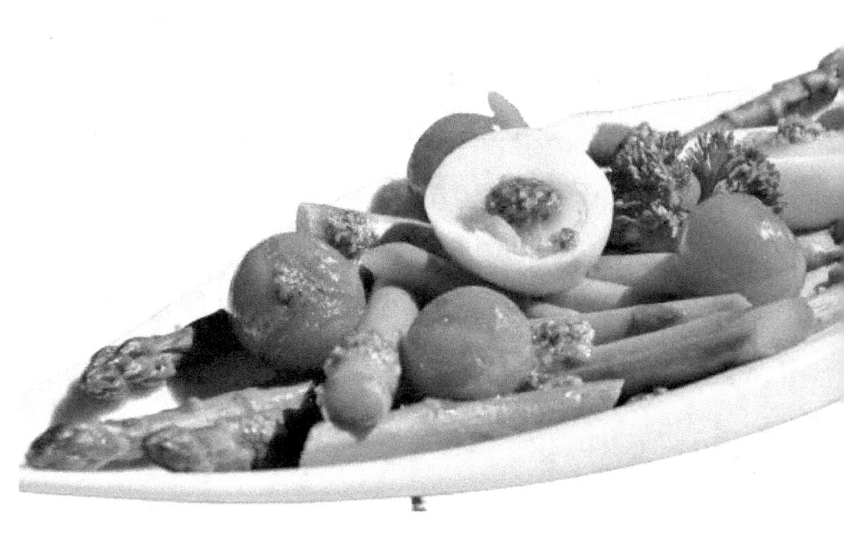

ASPARAGI VERDI

CAPITOLO 3

Piano alimentare di 7 giorni per ricette dietetiche contro l'epatite autoimmune

Giorno 1:

Colazione:

- Ciotola per la colazione con quinoa: quinoa cotta condita con frutti di bosco freschi, mandorle affettate e un filo di miele.

- Tisana: goditi una tazza di tisana, come camomilla o zenzero, per aggiungere antiossidanti.

Pranzo:

- Insalata di pollo alla griglia: petto di pollo alla griglia su un letto di verdure miste, pomodorini, fette di cetriolo e una leggera vinaigrette.

- Broccoli al vapore: serviti come contorno per aggiungere fibre e sostanze nutritive extra.

Merenda:

- Bastoncini di carote con hummus: goditi i bastoncini di carote crudi con un contorno di hummus fatto in casa per uno spuntino sano e soddisfacente.Cena:

- Salmone al forno: filetto di salmone al forno condito con erbe e succo di limone.

- Patate dolci arrosto: spicchi di patate dolci arrostite condite con olio d'oliva, aglio e paprika.

- Spinaci saltati: spinaci freschi saltati con aglio e olio d'oliva.

Giorno 2:

Colazione:

- Farina d'avena con frutti di bosco: avena cotta condita con frutti di bosco, noci tritate e una spolverata di cannella.

- Tè verde: sorseggia una tazza di tè verde per aggiungere antiossidanti.

Pranzo:

- Involtini di lattuga di tacchino: tacchino macinato magro cotto con cipolle, aglio e spezie, servito in tazze di lattuga con carote e cetrioli sminuzzati.

- Slaw di cavolo: cavolo appena tritato mescolato con carote grattugiate, condito con una leggera vinaigrette.

Merenda:

- Fette di mela con burro di mandorle: goditi le fette di mela croccanti con una cucchiaiata di burro di mandorle per uno spuntino soddisfacente.

Cena:

- Petto di pollo alla griglia: petto di pollo alla griglia condito con erbe aromatiche e servito con un contorno di asparagi al vapore.

- Pilaf di quinoa: quinoa cotta con cipolle saltate, peperoni e pomodori a cubetti.

Giorno 3:

Colazione:

- Frittata vegetariana: una soffice frittata a base di albumi, ripiena di spinaci saltati, funghi e pomodori a cubetti.

- Tisana: goditi una tazza di tisana, come la menta piperita o la verbena odorosa, per un inizio rinfrescante di giornata.

Pranzo:

- Zuppa di lenticchie: ricca zuppa di lenticchie a base di verdure, erbe aromatiche e spezie.

- Insalata verde mista: un'insalata di contorno con verdure miste, pomodorini, fette di cetriolo e un condimento leggero.

Merenda:

- Yogurt greco ai frutti di bosco: yogurt greco cremoso condito con frutti di bosco freschi e una spolverata di muesli.

Cena:

- Merluzzo al forno: filetto di merluzzo al forno condito con succo di limone, erbe aromatiche e un filo di olio d'oliva.

- Fagiolini al vapore: fagiolini freschi cotti a vapore finché sono teneri e leggermente conditi con sale e pepe.

- Riso integrale: nutriente riso integrale servito come contorno.

Giorno 4:

Colazione:

- Smoothie Bowl: un frullato rinfrescante fatto con frutti di bosco congelati, latte di mandorle, spinaci e guarnito con banane a fette e semi di chia.

- Tè verde: sorseggia una tazza di tè verde per aggiungere antiossidanti.

Pranzo:

- Insalata di quinoa: quinoa cotta mescolata con cetrioli a cubetti, pomodorini, peperoni a cubetti, erbe fresche e una vinaigrette al limone.

- Cavoletti di Bruxelles arrostiti: cavoletti di Bruxelles arrostiti con olio d'oliva, aglio e una spolverata di sale marino.

Merenda:

- Bastoncini di sedano con burro di mandorle: goditi i bastoncini di sedano croccanti con una crema spalmabile di burro di mandorle per uno spuntino soddisfacente.

Cena:

- Spiedini di gamberi alla griglia: gamberi allo spiedo marinati in una marinata di aglio e limone, grigliati alla perfezione.

- Riso al cavolfiore: cavolfiore grattugiato saltato con cipolle, aglio ed erbe aromatiche come alternativa al riso a basso contenuto di carboidrati.

- Asparagi al vapore: teneri gambi di asparagi leggermente cotti al vapore e conditi con succo di limone.

Giorno 5:

Colazione:

- Budino di semi di Chia: semi di Chia immersi nel latte di mandorle durante la notte, conditi con banane a fette, noci tritate e un filo di miele.

- Tisana: goditi una tazza di tisana, come l'ibisco o la lavanda, per un effetto calmante.

Pranzo:

- Insalata di spinaci con pollo alla griglia: foglie di spinaci fresche condite con pollo alla griglia, pomodorini, mandorle a fette e una leggera vinaigrette.

- Barbabietole arrostite: barbabietole arrostite finché sono tenere e servite come contorno.

Merenda:

- Torte di riso con avocado: croccanti tortine di riso condite con purè di avocado e una spolverata di sale marino.

Cena:

- Polpette di tacchino al forno: polpette di tacchino macinate magre cotte in salsa di pomodoro.

- Tagliatelle di zucchine: zucchine a spirale cotte in salsa di aglio e olio d'oliva.

- Broccoli al vapore: serviti come contorno per aggiungere fibre e sostanze nutritive extra.

Giorno 6:

Colazione:

- Parfait allo yogurt greco: yogurt greco a strati, muesli e frutti di bosco misti per una colazione deliziosa e ricca di proteine.

- Tè verde: sorseggia una tazza di tè verde per aggiungere antiossidanti.

Pranzo:

- Peperoni ripieni di quinoa: peperoni ripieni con una miscela di quinoa cotta, verdure saltate e tacchino macinato magro.

- Insalata verde mista: un'insalata di contorno con verdure miste, pomodorini, fette di cetriolo e un condimento leggero.

Merenda:

- Arance a fette: goditi succose fette di arance per uno spuntino rinfrescante.

Cena:

Ricettario dietetico per l'epatite autoimmune

- Petto di pollo al forno: petto di pollo al forno condito con erbe aromatiche e succo di limone.

- Purè di cavolfiore: purè di cavolfiore al vapore con aglio, olio d'oliva e una spolverata di erbe aromatiche.

- Fagiolini al vapore: fagiolini freschi cotti a vapore finché sono teneri e leggermente conditi con sale e pepe.

Giorno 7:

Colazione:

- Frittata di verdure: una frittata saporita a base di albumi, ricca di verdure saltate come peperoni, cipolle e funghi.

- Tisana: goditi una tazza di tisana, come lo zenzero o la curcuma, per aggiungere antiossidanti.

Pranzo:

- Involtini di lattuga con insalata di tonno: tonno in scatola mescolato con sedano a dadini, cipolle e una vinaigrette leggera, servito in involtini di lattuga.

- Insalata di cetrioli: cetrioli a fette conditi con succo di limone, olio d'oliva e una spolverata di aneto fresco.

Merenda:

- Trail Mix: un mix fatto in casa di noci, semi e frutta secca non salati per uno spuntino nutriente ed energizzante.

Cena:

- Salmone al forno: filetto di salmone al forno condito con erbe e una spruzzata di succo di limone fresco.

- Ortaggi a radice arrostiti: un miscuglio di ortaggi a radice arrostiti come carote, pastinaca e patate dolci.

- Cavolo saltato: foglie di cavolo fresco saltate con aglio e olio d'oliva.

Ricordati di adattare le dimensioni delle porzioni in base alle tue esigenze dietetiche e di consultare un operatore sanitario o un dietista registrato per consigli personalizzati ed eventuali restrizioni dietetiche specifiche. Goditi questi pasti deliziosi e nutrienti come parte della tua dieta contro l'epatite autoimmune.

CAPITOLO 4

A. Riepilogo dell'importanza della dieta nell'epatite autoimmune

In questo libro di cucina abbiamo sottolineato il ruolo cruciale che la dieta gioca nella gestione dell'epatite autoimmune. Gli alimenti che consumiamo hanno il potere di avere un impatto sulla nostra salute generale e, per le persone con epatite autoimmune, fare scelte dietetiche consapevoli può contribuire in modo significativo alla gestione dei sintomi e alla salute del fegato.

Concentrandosi su alimenti ricchi di nutrienti, incorporando ingredienti antinfiammatori e seguendo le linee guida dietetiche generali fornite, puoi sostenere il sistema immunitario del tuo corpo, ridurre l'infiammazione e promuovere la funzionalità epatica. Ricorda di dare priorità ai cibi integrali, alle proteine magre, ai grassi sani e a una varietà di frutta e verdura nei tuoi pasti. Inoltre, è fondamentale limitare gli alimenti trasformati, gli zuccheri raffinati e l'assunzione eccessiva di sale, poiché possono esacerbare l'infiammazione e affaticare il fegato.

Ricettario dietetico per l'epatite autoimmune

B. Incoraggiamento a esplorare e apprezzare ricette nutrienti

Ci auguriamo che le ricette di questo libro di cucina ti abbiano ispirato a intraprendere un viaggio culinario pieno di piatti deliziosi e nutrienti. Mangiare bene non deve essere noioso o restrittivo. Invece, può essere un'opportunità di esplorazione, creatività e divertimento. Ti invitiamo a sperimentare le ricette fornite, adattandole alle tue preferenze di gusto personali e alle tue esigenze dietetiche.

Ricordati di avvicinarti ai tuoi pasti con gratitudine e consapevolezza. Coinvolgi i tuoi sensi mentre assapori i sapori, le consistenze e gli aromi di ogni piatto. Mangiare consapevolmente ti consente di apprezzare appieno il nutrimento che fornisci al tuo corpo e può migliorare la tua esperienza culinaria complessiva.

C. Considerazioni finali e risorse per ulteriori informazioni

Mentre continui il tuo viaggio verso la gestione dell'epatite autoimmune attraverso la dieta, è essenziale cercare supporto e guida continui da parte degli operatori sanitari. Consultarsi con un dietista o nutrizionista registrato specializzato in condizioni autoimmuni può fornire consigli personalizzati e garantire che le tue scelte dietetiche siano in linea con le tue esigenze specifiche.

Inoltre, sono disponibili numerose risorse che possono approfondire ulteriormente la comprensione dell'epatite autoimmune e del suo legame con la dieta. Libri, siti web e gruppi di supporto dedicati alla salute del fegato e alle condizioni autoimmuni possono fornire informazioni preziose e un senso di comunità.

Ricorda, non sei solo in questo viaggio. Rivolgiti al tuo team sanitario, connettiti con altri che condividono esperienze simili e continua a informarti sulle ultime ricerche e sviluppi sull'epatite autoimmune.

In conclusione, il libro di ricette per la dieta contro l'epatite autoimmune mira a darti la possibilità di assumere il controllo della tua salute e del tuo benessere attraverso gli alimenti che scegli per nutrire il tuo corpo. Abbracciando una dieta equilibrata e nutriente, puoi sostenere il tuo fegato, ridurre l'infiammazione e ottimizzare la tua salute generale.

Possano queste ricette portarvi gioia, soddisfazione e un rinnovato senso di vitalità. Ricorda, ogni pasto è un'opportunità per nutrire il tuo corpo e abbracciare uno stile di vita che supporti il tuo benessere. Alla tua salute e felicità!

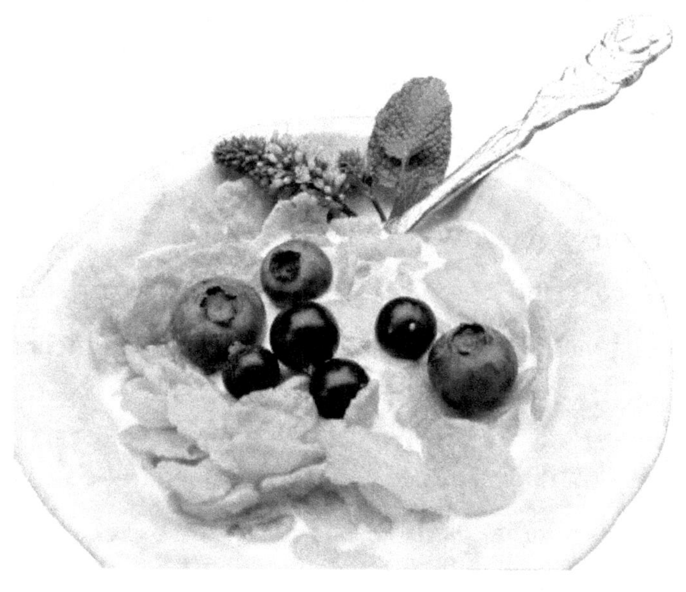

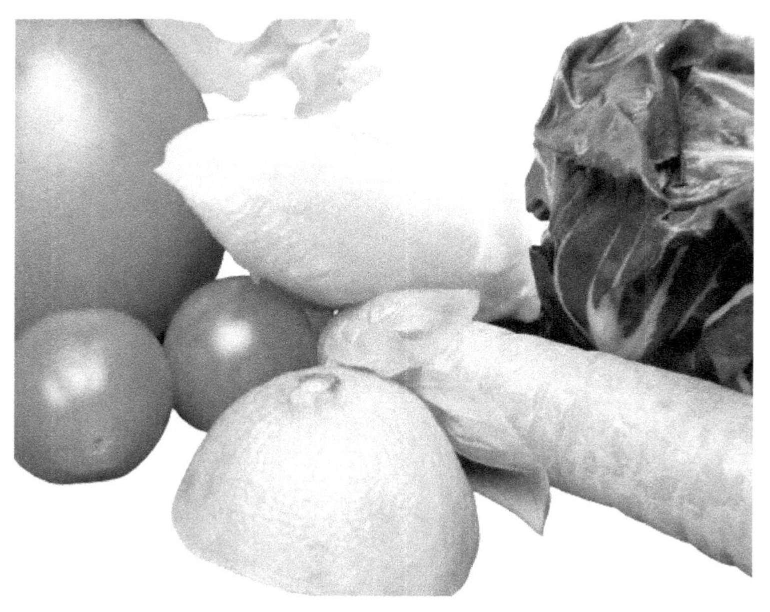

VERDURE E LIMONE